AF582195

RAPPORT

SUR

# L'ÉTIOLOGIE DE LA FIÈVRE TYPHOIDE

## A ROUEN

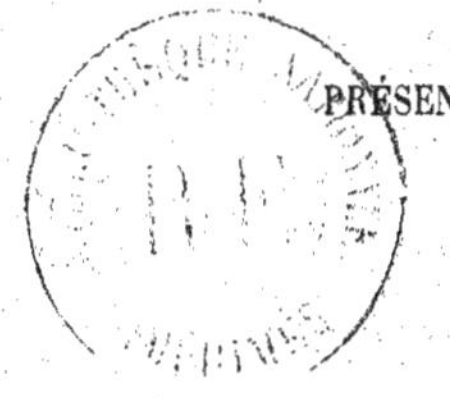

PRÉSENTÉ A LA SOCIÉTÉ DE MÉDECINE DE ROUEN

**Par M. Raoul BRUNON**

AU NOM D'UNE COMMISSION

*Composée de MM. Douvre, Olivier, Giraud et Raoul Brunon.*

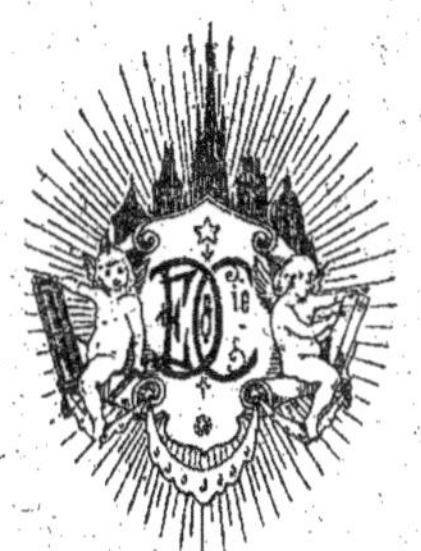



ROUEN

Imprimerie EMILE DESHAYS ET Cie,

58, Rue des Carmes, 58.

1892

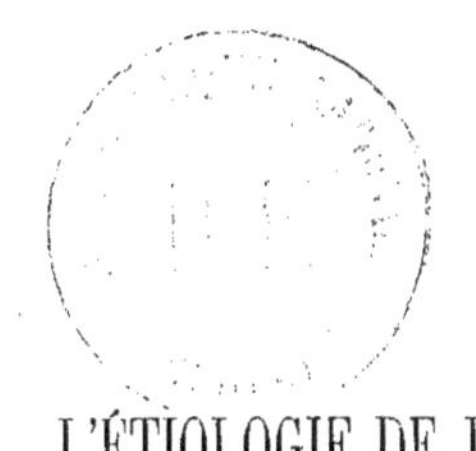

RAPPORT

sur

# L'ÉTIOLOGIE DE LA FIÈVRE TYPHOIDE A ROUEN

# RAPPORT

SUR

# L'ÉTIOLOGIE DE LA FIÈVRE TYPHOIDE

## A ROUEN

PRÉSENTÉ A LA SOCIÉTÉ DE MÉDECINE DE ROUEN

**Par M. Raoul BRUNON**

AU NOM D'UNE COMMISSION

*Composée de MM. Douvre, Olivier, Giraud et Raoul Brunon.*

---

MESSIEURS,

1.— La Société de Médecine de Rouen se préoccupe constamment de l'état sanitaire de la ville de Rouen, bien des fois déjà elle l'a prouvé, en mettant à l'ordre du jour de ses séances les questions d'assainissement.

En dépit de ses efforts, le public, la presse et les pouvoirs municipaux sont restés assez indifférents sur ces questions, qui devraient cependant primer toutes les autres, si nous avions une saine notion de notre intérêt bien entendu. Cette indifférence n'a pu qu'exciter la Société de Médecine à faire appel à tous ses membres pour accumuler les faits et prouver, par leur surabondance, ce qui n'a plus besoin de l'être, à savoir, que l'état sanitaire de la ville de Rouen est loin d'être bon, et que, dans un avenir prochain, les villes qui étaient célèbres par leur insalubrité, telles que Marseille et Toulon, vont céder la place à notre ville sur la liste des cités où l'on meurt le plus.

Ce n'est pas que de grands travaux n'aient été faits à Rouen. Et d'abord, la vieille ville dont le pittoresque était fameux dans le monde entier a presque complètement disparu; de larges voies ont remplacé les rues étroites et tortueuses; de grandes bâtisses se sont établies à la place des maisons gothiques. — L'hygiène a-t-elle gagné de ce fait ce que le pittoresque a perdu? Nous ne le pensons pas. Les données actuelles de l'hygiène nous apprennent que la largeur d'une rue et la hauteur d'une maison ne sont que des facteurs bien faibles pour l'assainissement, si le sol et le sous-sol de la rue restent à l'état de cloaque, si la maison, avec une façade plus ou moins monumentale conserve, à tous ses étages, des cabinets sans air et sans lumière, des fosses fixes étanches ou non étanches, des éviers et des tuyaux d'éviers qui la mettent en communication constante avec l'égout, et l'égout mal bâti, mal lavé, mal aéré.

De plus, l'eau de source a été amenée à Rouen et peut maintenant remplacer l'eau de puits et l'eau de citerne qui seules, ou à peu près, étaient en usage autrefois. C'est là un très grand progrès. C'est le plus grand progrès que Rouen ait fait dans ces dernières années.

Mais ce serait tomber dans une erreur dangereuse que de s'imaginer qu'on a tout fait pour l'hygiène d'une ville quand on lui a donné de l'eau. La chose serait beaucoup trop simple, et rien n'est simple dans l'application des sciences, pas plus que dans leurs théories. Pour assainir une ville, il faut accomplir des travaux multiples qui demandent beaucoup d'efforts et coûtent beaucoup d'argent; mais ils en rapportent aussi, puisqu'ils économisent des vies humaines.

Donc, l'adduction d'eaux de sources, à Rouen, constitue un très grand progrès; mais ce n'est qu'un minimum d'assainissement encore insuffisant. Ce qu'il reste à faire est tout aussi important pour la santé publique, et il faut avant tout transformer notre système d'égoûts pour que tous les déchets de la vie soient rejetés loin de la maison.

Voilà, si nous avons bien compris, les conclusions principales qu'on peut tirer des discussions qui ont eu lieu à la Société de Médecine, et que nous allons essayer de résumer.

2.— Sous l'influence de M. Brouardel, et grâce aux travaux de quelques-uns de ses collaborateurs, MM. Chantemesse, Thoinot, etc., on a acquis la certitude, en France, que l'eau était le principal véhicule des germes de la fièvre typhoïde, et cette théorie, dont l'exactitude a été vingt fois démontrée expérimentalement et cliniquement, a eu pour résultat excellent de pousser les villes à capter les sources voisines et à munir tous les habitants d'eau pure. Les résultats pratiques ne se sont pas fait attendre. Partout où l'eau de source a été amenée, les cas de fièvre typhoïde ont diminué de nombre. Partout où l'eau de puits et l'eau de citerne est restée en usage, la fièvre typhoïde a continué à sévir. Partout où, comme à Paris, on a distribué périodiquement l'eau de Seine, la fièvre typhoïde a reparu périodiquement. Encore aujourd'hui, on déverse à jour fixe la fièvre typhoïde dans tel ou tel arrondissement de Paris, en ouvrant les robinets d'eau de Seine.

Donc, la démonstration est faite. L'usage de l'eau de sources est un des meilleurs traitements préventifs de la fièvre typhoïde. Et voilà pourquoi les esprits simplistes, non accoutumés aux complications sans cesse renaissantes des problèmes scientifiques, ont cru que l'aménagement d'eaux pures allait supprimer la maladie habituellement endémique chez nous.

Encore une fois, et malheureusement, les choses ne se passent pas aussi simplement.

A Rouen, la fièvre typhoïde a diminué de fréquence depuis que le plus grand nombre des habitants boit de l'eau pure, mais elle n'a pas disparu. Il n'y a plus d'épidémies jetant l'émoi dans toute la ville comme on pouvait le voir autrefois; mais il y a encore de très nombreux et de trop nombreux cas qui, pour être isolés, n'en sont pas moins dignes d'attirer l'attention. Il ne se passe pas de semaine peut-être, que l'un de nous n'observe une petite épidémie de maison, et nous sommes portés à croire qu'il serait possible, en organisant les renseignements, de montrer qu'il y a encore des épidémies de quartier. Notre opinion est basée sur des renseignements donnés par un membre de notre Société. Comment expliquer ces cas?

3.—A l'unanimité, nous nous sommes, plusieurs fois déjà, efforcés de signaler aux pouvoirs publics et aux intéressés le danger qu'il y a pour l'ensemble des habitants à tolérer l'usage de l'eau de puits et de citernes pour certaines industries, telles que la boulangerie, la pâtisserie, la fabrication des eaux gazeuses, la réduction des boissons, etc.

Pour ces industries, l'usage de l'eau de source devrait être obligatoire; pour tout le monde, le prix de l'eau de source devrait être abaissé. Les puits, qui sont encore trop nombreux à Rouen, devraient être comblés comme on devrait combler bien vite un foyer d'odeurs infectes.

Plusieurs d'entre vous, Messieurs, ont signalé, et avec grande raison, le danger de certains dérivés de l'eau, tels que le lait, la bière, le cidre, et il importe que l'on avertisse le public que, contrairement au préjugé des personnes de la campagne, la fermentation du cidre ne détruit pas les germes que l'eau peut contenir, et qu'elle contient souvent, puisque, à la campagne, on choisit, pour cette fabrication, l'eau des mares, et quelquefois on donne la préférence aux mares souillées par les détritus des fumiers.

Il y a là un fait de la plus haute importance pour notre population normande.

Enfin, dans une des dernières séances, une remarque très importante a été faite. Les sources mêmes d'où part l'eau qui alimente la ville seraient insuffisamment protégées contre les souillures des terrains voisins. Un cimetière existe, en effet, en amont des conduites d'eau, et les cadavres se trouvent juste à la hauteur de ces conduites.

Il y a là un point que nous devions rappeler, mais dont l'analyse complète échappe un peu à notre compétence, notre but ayant été particulièrement de nous limiter à l'étude clinique des faits pour pouvoir en parler avec toute autorité et convier nos confrères à en apporter de nouveaux.

4.—Mais d'autres cas vous ont été apportés où l'eau ne pouvait pas jouer de rôle important. Ce sont des cas qui ont été étudiés avec soin, étudiés dans le but spécial de rechercher le point de départ de l'infection.

Les malades ne buvaient ni eau, ni cidre, ni bière, mais ils étaient admirablement placés pour être contaminés par des émanations de fosses d'aisances en vidange ou laissées à ciel ouvert.

Tantôt il s'agissait d'une maison construite sur un canal à peine recouvert et charriant les matières fécales des maisons voisines; tantôt il s'agissait d'une maison où la fosse en réparation restait à ciel ouvert pendant des semaines; dans un autre cas, les tuyaux fissurés laissaient les liquides se répandre dans les placards et jusque dans l'escalier; enfin, dans plusieurs cas, il s'agissait simplement de vidanges de fosses d'aisances ou de l'usage de tinettes mobiles répandant une odeur plus ou moins insupportable dans toute la maison.

Nous avons conclu de tous ces faits que l'air chargé d'émanations fécales pouvait transmettre la fièvre typhoïde, et cette conclusion est parfaitement acceptée aujourd'hui par ceux qui ont de plus près étudié la question, par M. Brouardel, par M. Chantemesse, etc.

Cependant, nous devons dire que quelques-uns d'entre vous ont émis des doutes sur ce dernier mode de génération de la fièvre typhoïde, et quelques objections ont été faites.

Et d'abord, on a fait la remarque que les vidangeurs devraient être atteints plus que les autres ouvriers, et cependant une enquête faite par l'un de nous a montré, par des chiffres, que les vidangeurs ne sont pas plus souvent malades que d'autres.

On a objecté encore que les habitations qui avoisinent les terrains où se dessèchent et se travaillent les matières devraient être plus souvent contaminées. Or, elles ne le sont pas.

Comment donc allier ces faits négatifs avec les faits si précis apportés à la Société?

Nous croyons que ce serait faire fausse route que de tabler sur les faits négatifs cités plus haut. Dans tous les cas, il est possible que les vidangeurs jouissent d'une immunité comparable à celle que donne l'accoutumance aux médecins qui vivent au milieu de tous les germes pathogènes connus et inconnus. Et de plus, il nous semble qu'il conviendrait encore de remarquer que les vidangeurs ont dépassé, en général, l'âge que la fièvre typhoïde atteint le plus souvent. De plus, il faudrait savoir si ces hommes n'ont pas été, dans leur adolescence, vaccinés par une fièvre typhoïde sur laquelle ils ne peuvent actuellement donner aucun renseignement.

En résumé, vous avez admis que la présence dans une maison d'une fosse fixe ou mobile, qui devra ou être vidée ou être transportée, à un moment donné, constitue un danger permanent pour les habitants de la maison.

Pour notre part, dans un cas récent, nous avons pu prévoir qu'un jour ou l'autre la fièvre typhoïde éclaterait dans une maison où des fissures existaient sur les tuyaux des cabinets, et la prévision s'est réalisée.

Le meilleur conseil à donner aux habitants d'une maison où pareil accident se produit, ou dans laquelle on doit faire des travaux de vidanges, c'est de fuir, c'est d'abandonner la maison pour quelques jours. Le risque à courir est assez grand pour légitimer une telle mesure.

5.—Des faits analogues aux précédents nous ont été rapportés où il s'agissait de terrains remués. Il est admissible, et même probable, que l'ouverture de tranchées profondes, dans un sol contaminé depuis 2,000 ans,doit être le point de départ d'intoxications typhoïdes ou autres.

Mais nous devons mettre le public en garde contre le mauvais raisonnement qui le pousserait à rejeter toute idée d'assainissement de peur de voir ces travaux amener des maladies. De deux maux il faut choisir le moindre; et un progrès ne se fait jamais sans efforts et sans sacrifices.

Quelques remarques ont encore été présentées à propos des tranchées. On a dit que l'examen bactériologique des terrains et de l'eau n'ayant pas été fait, la preuve manquait. Pour notre part, nous ne pourrions pas tenir compte de cette restriction. Les admirables découvertes de la bactériologie nous ont mis sur la voie de grands progrès; mais nous ne devons pas trop demander à cet art tout à fait nouveau : nous risquerions de rester dans le domaine des discussions sans jamais entrer dans celui de la pratique. Vous constatez, par exemple, que dans un cours d'eau qui traverse un village, les déjections du village sont amenés dans le cours d'eau, aurez-vous besoin d'attendre l'analyse bactériologique de l'eau pour ne pas en boire? —Non, évidemment. Dans les cas qui nous occupe, la probabilité clinique vaut, à nos yeux, la certitude microscopique, et l'accepter est le plus sûr moyen d'échapper à l'empoisonnement.

6.— Mais vous avez généralisé encore davantage la question, et plusieurs membres de la Société ont rappelé qu'il ne fallait pas se croire à l'abri des contaminations, quand on aurait de l'eau pure et des cabinets perfectionnés. Il faut encore autre chose, il faut tout un ensemble de précautions hygiéniques qui forment un tout indivisible. Si l'on désobéit à l'une des prescriptions, on ne tirera pas profit de celles qu'on aura exécutées.

Ces précautions visent les éviers, les tuyaux d'éviers qui nous mettent en communication avec les égoûts; elles visent les égouts qui sont mal construits, qui n'ont pas de pente ou dont les niveaux se contrarient, qui sont mal lavés, mal aérés, et dans lesquels la population jette des immondices innommables.

Vous avez admis, d'une manière générale, que la fièvre typhoïde et les infections similaires peuvent être causées par la communication constante de nos habitations avec les égoûts, par le mauvais état du pavage des rues et des ruisseaux, où l'eau croupit et où des débris de toutes sortes, jusqu'à des viscères d'animaux, séjournent pendant les heures chaudes de la matinée. Et la Société de Médecine a été unanime pour dire une fois de plus que si l'on veut réellement assainir la ville de Rouen, il faut faire disparaître à la fois toutes ces causes d'infection.

7.—Nous avons relevé jusqu'ici, Messieurs, les points principaux de la discussion; il en est d'autres encore tout aussi importants, sur lesquels certains d'entre nous ont appelé l'attention, et qu'il est bon de signaler à ceux qui suivent nos travaux. Nous voulons parler des causes de contamination par contact direct.

Dans plusieurs observations, la fièvre typhoïde a été manifestement transmise par le contact des linges maculés de matières fécales. Ceci est de l'observation courante.

Dans un autre cas, l'attention de l'observateur a été attirée par ce fait, que des vidangeurs avaient dû travailler toute une nuit dans l'escalier, et que, par conséquent, le cas de fièvre survenu pouvait s'expliquer tout aussi bien par le contact des matières déposées un peu partout que par l'influence des miasmes répandus dans la maison.

Il est bien difficile de faire la preuve dans ce dernier cas, mais son explication est vraisemblable; elle rentre dans l'ordre des cas précédents, et vient renforcer l'opinion exprimée déjà plusieurs fois, que l'infection n'est pas due à une seule cause, mais à des causes multiples, s'enchevêtrant et se compliquant les unes les autres.

## CONCLUSIONS.

1. — L'eau étant le véhicule habituel des germes de la fièvre typhoïde, il est très dangereux d'employer à Rouen, pour l'alimentation, une autre eau que de l'eau de source.

Il est encore plus prudent de n'user de cette eau de source qu'après l'avoir filtrée dans un appareil semblable à ceux des laboratoires.

2. — L'air peut transmettre la fièvre typhoïde, et particulièrement dans les conditions suivantes : quand on vide la fosse d'aisances d'une maison; quand une installation insuffisante laisse la maison en communication constante avec la fosse; quand une maison communique par les éviers et leurs tuyaux avec les égouts.

3. — La malpropreté des rues, où les détritus de toutes sortes séjournent toute la nuit et une partie de la matinée; la mauvaise tenue des égouts d'où s'échappent les odeurs les plus insupportables; la stagnation des eaux de ménage dans les ruisseaux, sont autant de causes réunies qui peuvent, en s'ajoutant aux précédentes, causer la fièvre typhoïde ou des maladies infectieuses analogues.

4. — Pour que la fièvre typhoïde devienne, à Rouen, simplement sporadique, c'est-à-dire pour que nous arrivions à ne plus en observer que des cas isolés, il faut de plus que des règlements sévères, draconiens, veillent à la désinfection des locaux, où une fièvre tyhpoïde se sera développée; il faut que l'action du Bureau

d'hygiène soit réelle sur la déclaration de toutes les maladies infectieuses : fièvre typhoïde, fièvres éruptives, érysipèle, coqueluche, diphtérie, etc., etc.

5. — Il faut de plus que les travaux d'assainissement menés tous de front installent le tout à l'égout, avec champ d'épandage et branchement de toutes les maisons sur l'égout spécialement construit.

Il est indispensable d'entrer rapidement dans cette voie. L'ère des discussions doit être close. La ville de Rouen n'a plus à discuter sur des faits scientifiquement démontrés par d'autres villes il y a déjà longtemps. La formule de l'assainissement a maintenant la valeur d'une formule mathématique.

---

Rouen. — Imp. Emile Deshays et C^e, rue des Carmes, 58.

www.ingramcontent.com/pod-product-compliance
Lightning Source LLC
LaVergne TN
LVHW050520160826
845677LV00004B/1241

* 9 7 8 2 3 2 9 6 2 6 6 5 9 *